ANATOMIE PATHOLOGIQUE

DE LA

DYSSENTERIE DE COCHINCHINE

LÉSIONS DE L'INTESTIN

PAR

M. le Dʳ DOUNON

MÉDECIN DE 1ʳᵉ CLASSE DE LA MARINE

TOULON

TYPOGRAPHIE L. LAURENT, RUE NATIONALE, 49.

1878

ANATOMIE PATHOLOGIQUE

DE LA

DYSSENTERIE DE COCHINCHINE

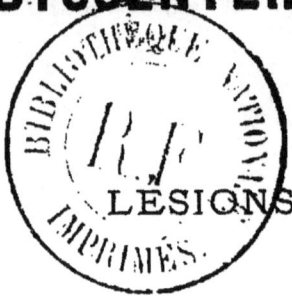

LÉSIONS DE L'INTESTIN

PAR

M. le Dr DOUNON

MÉDECIN DE 1re CLASSE DE LA MARINE

TOULON

TYPOGRAPHIE L. LAURENT, RUE NATIONALE, 49.

1878

DYSSENTERIE DE COCHINCHINE

PREMIÈRE PARTIE

LÉSIONS DE L'INTESTIN GRÊLE

Préparations tirées de diverses régions de cet intestin conservées dans l'alcool, la liqueur de Muller et dans la gomme, traitées successivement par l'acide picrique, la gomme, durcies dans l'alcool et colorées au picro-carminate d'ammoniaque. — Encellulement à chaud par la méthode de M. le Dr Maurel, médecin de 1re classe de la marine, qu'il se propose de publier prochainement.

LÉGENDE DES PRÉPARATIONS

Le caractère essentiel des lésions de l'intestin grêle dans la dyssenterie de Cochinchine est la formation d'un tissu embryonnaire qui envahit toute la couche muqueuse, de la surface à la base, occupe les villosités qu'elle déforme en cylindre ou en massue, les cloisons cellulo-vasculaires qui séparent les glandes de Lieberkunn et ne respecte que celles-ci qui, par leur nature spéciale, sont à l'abri de son envahissement.

Mais ce tissu une fois formé n'évolue pas de la même façon dans les divers points de l'intestin grêle ; si on examine des portions de cet intestin dans divers points on ne tarde pas à s'apercevoir que les lésions y diffèrent considérablement. Dans les parties supérieures, au duodénum par exemple, on observe une véritable désorganisation, une fonte purulente ; dans les portions moyennes, les effets de l'inflammation subaiguë, suppuration lente, dégénérescence colloïde des glandes de Lieberkunn ; dans les portions les plus éloignées et à l'iléon, on ne voit plus que les suites d'une inflammation tout à fait chronique, la sclérose de la muqueuse.

Cette différence profonde dans le mode d'évolution de ce tissu dans les divers segments de l'intestin grêle s'explique aisément ; elle est due à ce que la poussée embryonnaire se fait d'une façon différente dans chacun de ces points.

Dans les portions supérieures, là où les anguillules se trouvent fixées en beaucoup plus grand nombre, l'inflammation est suraiguë ; la poussée embryonnaire est brusque, confluente, tous les vaisseaux qu'elle englobe sont détruits. Ce tissu se trouvant ainsi privé de tout aliment subit la nécrobiose, comme cela a lieu dans un phlegmon aigu : les cellules se transforment rapidement en cellules de pus, dans toute l'épaisseur de la muqueuse qui se fond et s'élimine. Il ne reste que quelques tractus cellulo-fibreux verticaux, vestiges des cloisons interglandulaires, qui conservent la forme de la muqueuse.

Dans les portions moyennes, au jejunum, où les anguillules sont beaucoup moins nombreuses, l'inflammation est subaiguë ; la poussée embryonnaire plus lente, beaucoup moins confluente, respecte les vaisseaux de sorte que le tissu continue à vivre et subit les effets de la phlegmasie subaiguë qui lui a donné naissance ; la muqueuse représente alors une véritable plaie suppurante. Sous l'influence de l'irritation des parasites la suppuration persiste, mais grâce à la formation incessante de tissu embryonnaire, qui se fait comme dans une plaie ordinaire dans les parties profondes, l'élimination est peu considérable ;

c'est dans ces cas que l'on observe l'intégrité de la muqueuse ; elle a encore toutes ses villosités et celles qui sont rompues le sont certainement par des accidents de manipulation.

Les glandes de Lieberkunn ne restent pas intactes au milieu de ce tissu enflammé, elles subissent des altérations très-remarquables ; leur sécrétion s'épaissit d'abord et cesse de sortir par l'orifice de la cellule cylindrique, puis elle devient de plus en plus dense et ensuite tout à fait compacte et colloïde. Un noyau central de cette matière se forme d'abord, puis des couches se déposent successivement, elles sont d'épaisseurs diverses et présentent des granulations graisseuses plus ou moins nombreuses. Ces couches en se développant refoulent les parois de la cellule qui les contient, tassent autour d'elles des éléments fibreux accidentels, qui arrivent à former une véritable membrane ; l'orifice persiste dans quelques cas, mais généralement il s'oblitère ; ces globes arrivent par la suite à se multiplier et à accroître tellement qu'ils étouffent toutes les cellules de la glande, de sorte qu'il arrive un moment où on ne voit plus absolument dans l'intérieur de la gaine que des globes qui se touchent. Comme ils n'ont aucun lien entre eux ils ne tardent pas à se disjoindre ; ils sortent par l'orifice extérieur de la glande, se répandent à l'extérieur et laissent ainsi la cavité de la glande entièrement vide. Ces lésions s'observent très-bien dans les préparations de la série 3, mais elles sont encore plus remarquables dans le gros intestin.

Dans les dernières portions de l'intestin grêle, à l'iléon, là où les anguillules sont le moins nombreuses, l'inflammation est tout à fait chronique, la poussée embryonnaire est très-peu confluente et on observe les effets de la phlegmasie chronique. Le tissu embryonnaire jeune d'abord et formé de cellules devient adulte, ses éléments cellulaires se transforment en fibres, fines d'abord, qui deviennent ensuite épaisses, rigides et s'aglutinent de façon à former ces blocs de matière scléreuse dans lesquels on ne reconnaît plus aucun élément de la muqueuse. Cependant on distingue encore quelques cylindres à lignes obscures qui indiquent les parois des glandes de Lieberkunn qui ont été conservées ; on voit aussi quelques coupes transversales dont la lumière présente de vagues traces de cellules déformées ; mais le plus grand nombre des glandes a été étouffé, on n'en distingue plus aucun vestige.

Ces masses scléreuses informes où on ne reconnaît les débris de la muqueuse que par leur situation sont ébréchées d'une façon très-irrégulière : au début elles sont assez épaisses, mais elles arrivent à se déliter entièrement et elles laissent alors la couche musculeuse de la muqueuse littéralement à nu. Cette destruction se fait par suite de la fragilité de cette masse qui est entièrement privée de vie et subit les lois de la matière organique. Elle est éliminée successivement par les frottements que leur font subir les matières qui circulent dans l'intestin.

L'abondance beaucoup plus grande des anguillules dans les portions supérieures du tube digestif n'est pas une simple hypothèse ; d'abord les anguillules avides de sang, affamées par un long séjour dans l'eau, s'arrêtent dès qu'elles se trouvent dans le milieu qui leur est favorable ; il y en a peu qui soient entraînées vers les parties inférieures. Du reste dans bien des autopsies que mes confrères ou moi nous avons faites, nous avons pu constater que ces parasites étaient d'autant plus nombreux qu'on s'avançait davantage du pylore.

Les autres couches de l'intestin participent à ces lésions. Cet organe acquiert de 5 à 6 millimètres d'épaisseur. Cet accroissement se fait surtout aux dépens des couches musculaire et séreuse, qui sont considérablement augmentées. La couche séreuse arrive à avoir un diamètre de 1 millimètre ; elle prend l'apparence d'une véritable membrane de couleur grise. La couche musculaire a parfois 2 millimètres d'épaisseur. Plus tard, du reste, surtout dans les portions inférieures de l'intestin, quand la sclérose a gagné toutes les couches et les a transformées en de véritables feuillets fibreux, l'atrophie commence et alors l'intestin arrive à être réduit à une véritable feuille de parchemin ; on le voit dans cet état dans les portions inférieures, alors que les supérieures sont encore épaisses et molles.

La couche musculeuse de la muqueuse, qui du reste est très-mince à l'intestin grêle, est complétement confondue avec le tissu embryonnaire de sorte qu'on ne la distingue que très-difficilement.

La couche sous-muqueuse présente peu de particularités. Elle a conservé sa nature conjonctive ; elle se colore en rouge par le carmin, on y voit des vaisseaux très-larges, dont la membrane interne est formée de tissu embryonnaire à cellules ovoïdes ou arrondies, et dont les membranes internes très-épaissies, représentant les deux tiers de l'épaisseur, sont formées de faisceaux fibreux très-forts. En général cette couche est à peu près normale.

Les couches musculaires présentent des altérations très-remarquables qui sont les mêmes à quelque période de la maladie qu'on les examine et qui ne varient que par le degré ; tout à fait au début on voit, à la place des fibres, des traînées ovoïdes, allongées en fuseau, situées exactement dans leur direction, formées de granulations graisseuses, réfringentes, plus ou moins confluentes ; toutes sont dirigées dans le même sens et séparées les unes des autres. Le reste du muscle est constitué au début par quelques fibres intactes (série 1 A), et par une grande quantité de tissu conjonctif ; plus tard les fibres disparaissent entièrement et on ne voit plus que les traînées graisseuses et de grosses fibres fortes, droites, scléreuses. Au début le muscle prenait

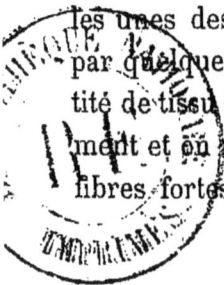

une couleur rouge avec légère teinte jaune par le picro-carminate d'ammoniaque ; aux dernières périodes il est entièrement
teint en jaune.

Ces lésions rendent un compte parfait de l'inertie du tube
digestif dans les dernières périodes de la dyssenterie, inertie
telle que les liquides y circulent comme dans un tube métallique.

La couche séreuse est considérablement épaissie, elle est
formée de trousseaux fibreux entrecroisés dans tous les sens et
mélangés de nombreuses fibres élastiques ; on y voit des vaisseaux
très-dilatés dont les parois sont formées de faisceaux fibreux épais.

Les trois portions de l'intestin présentent des lésions si différentes que je crois devoir les décrire en trois séries différentes.
La première comprendra les lésions de l'iléon, la deuxième
celles du duodénum et la troisième celles du jejunum.

Les séries 1 A, 1 B et 1 C montrent des préparations de
l'iléon où on observe exclusivement la sclérose.

Les lésions et la désorganisation de la muqueuse vont toujours en augmentant de gravité de la série 1 A à la série
1 C ; mais il ne faudrait pas croire qu'elles expriment la suc-
cession de l'évolution scléreuse dans la muqueuse ; chacune
d'elles représente un type différent de ce processus.

Dans la série 1 A, la portion de muqueuse qui persiste est complétement sclérosée et se présente sous l'aspect d'une couche à
bords inégaux, ébréchée dans certains points, dans d'autres
présentant encore des villosités : elle est ferme, très-dense et
représente comme un bloc de matière scléreuse qui aurait en-
globé les glandes dont on voit à peine les contours. Ici la sclérose a exclusivement produit les lésions que l'on observe, la suppuration n'a certainement pas intervenu ; les brèches que
présente la muqueuse ont été occasionnées par la rupture de
fragments de ces masses scléreuses, rigides, qui sont évidem-
ment très-cassantes.

Les autres couches sont méconnaissables, les muscles ne sont plus formés que par une masse scléreuse sans structure.

L'intestin est épaissi, mais modérément.

Les préparations de la série 1 B présentent des lésions intermédiaires entre les séries 1 A et 1 C. La muqueuse est beaucoup plus ébréchée que dans la première, moins que dans la deuxième. Les autres couches sont sclérosées comme dans la série 1 A, mais encore plus déformées ; la couche musculaire est atrophiée beaucoup plus que dans la série précédente. La couche séreuse est épaisse relativement.

Dans cette série la sclérose n'a atteint que le tissu cellulovasculaire, les cloisons qui séparent les glandes ; celles-ci ont été épargnées par la prolifération embryonnaire, mais privées de leurs vaisseaux, englobés et détruits par le tissu ambiant, elles se sont trouvées manquer de tout aliment et alors elles se sont desséchées. Le ratatinement qui résulte de leur dessiccation ayant diminué leur volume elles ont dû forcément abandonner la paroi de la capsule qui, fixée aux tissus voisins, ne pouvait suivre leur retrait : c'est ainsi que la portion celluleuse vient se placer comme un doigt dans un gant trop large, au milieu de la cavité où elle paraît le plus souvent comme suspendue. La dessiccation faisant constamment des progrès, le ratatinement aussi, les cellules ne sont plus reconnaissables ; la glande arrive à se réduire à un volume si petit qu'elle sort par son orifice. Souvent cette élimination se fait par des cassures qui la réduisent en fragments plus au moins petits. Quand toutes les glandes ont été ainsi expulsées la muqueuse se trouve réduite à quelques colonnes scléreuses, minces, sans résistance qui limitent des cavités innombrables. Le peu de résistance qu'elles présentent alors ne leur permet pas de lutter longtemps contre les courants intestinaux de sorte qu'elles sont bientôt brisées et éliminées. La seule portion qui reste est celle qui avoisine le cul-de-sac de la glande et cela parce qu'elle est plus forte, plus épaisse et qu'elle n'offre plus de prise aux chocs extérieurs. Cette explication rend parfaitement compte de l'aspect que présente la muqueuse ; on y voit une série de concavités séparées par des colonnes plus ou moins élevées, séparées elles-mêmes de la couche musculeuse par une couche assez épaisse qui persiste toujours.

Dans la série 1 C, on voit le dernier degré des lésions produites par la sclérose.

La muqueuse manque totalement dans certains points : cependant il reste encore dans le plus grand nombre des fragments de tissu scléreux, opaques, informes, à bords déchiquetés et irréguliers, où l'on ne reconnaîtrait pas les débris de la muqueuse, n'était leur situation.

Les autres couches sont méconnaissables ; la couche sous-muqueuse est encore très-distincte ; elle est formée de nombreux faisceaux fibreux compactes, entrelacés, dans lesquels on ne trouve absolument aucun élément cellulaire.

La couche musculaire n'est plus représentée que par une bande très-mince dans laquelle on ne reconnaît plus même les fibres du tissu scléreux.

Les préparations de la série 2 montrent les lésions des parties supérieures de l'intestin grêle.

Sur un fragment de duodenum pris à 20 ou 25 centimètres du pylore on voit la couche muqueuse dépourvue totalement de villosités. La couche des glandes est réduite à une trame cellulo-fibreuse, formant une série de colonnes dirigées perpendiculairement sur la couche musculeuse, qui représentent les débris des cloisons interglandulaires. Entre elles on voit les cavités des glandes de Lieberkunn complétement vides ou renfermant seulement quelques fragments à cellules polygonales qui flottent dans leur intérieur. Tous ces débris de la muqueuse sont mé-

langés de globules purulents qui sont soit épars, soit groupés
en amas plus ou moins considérables ; contre la couche musculeuse ils forment une couche continue où ils sont beaucoup
plus rapprochés. Ces globules purulents qui flottent en quelque sorte dans les débris informes de la muqueuse sont les
vestiges d'un processus qui a achevé son évolution ; au début la
muqueuse est envahie par un tissu embryonnaire, qui se forme
aux dépens des éléments cellulo-vasculaires, les englobe et les
détruit en les confondant dans leur propre substance. Ce tissu
par suite de la destruction des vaisseaux qui ont déterminé sa
formation se trouve complétement privé de matériaux nutritifs.
Il subit alors une évolution rétrograde. Les noyaux des cellules se segmentent et arrivent à former les globules du pus ; les
masses cellulaires qui composaient en quelque sorte la muqueuse se fondent ainsi littéralement et il ne reste que quelques
tractus cellulo-fibreux qui n'ont pas été envahis par la formation embryonnaire.

Les autres couches présentent des altérations manifestes ; la
couche musculeuse de la muqueuse présente ses fibres lisses
infiltrées de granulations graisseuses et mélangées de nombreuses fibres conjonctives ; la couche sous-muqueuse est formée
d'éléments conjonctifs mélangés de nombreuses cellules jeunes.
Les vaisseaux dilatés présentent dans leurs parois, qui parais-
sent anhystes, de nombreuses cellules embryonnaires.

Mais c'est la couche musculaire qui présente les altérations
les plus remarquables. Toutes les fibres sans exception sont
réduites à l'état de petits fuseaux allongés dans lesquels on ne
voit que des granulations graisseuses. Elles se voient à merveille
tant sur les coupes transversales que sur la fibre vue en long.
Ces fibres ainsi dégénérées sont plongées dans une espèce de
gangue fibreuse.

La couche séreuse n'a rien d'anormal, on y voit des vaisseaux très-dilatés à parois fibreuses; l'intestin est épaissi surtout aux dépens de la couche musculaire.

Les globes colloïdes qui se voient dans les préparations proviennent de ce qu'elles ont été lavées dans une eau qui avait servi à laver des coupes de l'iléon : ils y pullulent tellement que même en changeant l'eau on ne s'en débarrasse que difficilement.

Les préparations de la série 3 montrent les lésions du jejunum ; la muqueuse est intacte, on voit encore les villosités déformées en cylindre ou en masse. Elle est tout entière transformée en un tissu embryonnaire, qui est encore jeune et formé d'éléments cellulaires dans sa masse, mais qui à la périphérie est en proie à la suppuration. Toute la couche superficielle est formée par des globules purulents agglomérés ; les glandes de Lieberkunn sont farcies de kystes colloïdes qui déjà font presque disparaître la portion celluleuse.

La couche musculeuse est intimement confondue avec la muqueuse. La couche cellulo-vasculaire sous-muqueuse est formée de nombreux faisceaux entrecroisés; on y voit des vaisseaux très-dilatés dont la paroi interne est formée par une couche embryonnaire, tandis que les parois externes qui représentent les deux tiers de l'épaisseur totale sont formées de fibres circulaires très-fortes.

Les couches musculaires présentent déjà des altérations manifestes : la plupart des fibres sont atrophiées et remplacées par des granulations graisseuses, en faisceaux allongés. Des faisceaux scléreux commencent déjà à se développer entre les fibres musculaires auxquelles elles se substituent. Le muscle traité par le picro-carminate d'ammoniaque prend une teinte rougeâtre mais qui se rapproche beaucoup du jaune.

DEUXIÈME PARTIE

LÉSIONS DU GROS INTESTIN

LÉGENDE DES PRÉPARATIONS

Les lésions du gros intestin sont de la même nature que celles de l'intestin grêle ; comme dans celui-ci la muqueuse est atteinte d'une prolifération embryonnaire, mais ce tissu au lieu de présenter trois modes d'évolution n'en a que deux ; ce sont la suppuration aiguë avec fonte de la muqueuse, et la suppuration avec dégénérescence colloïde, c'est-à-dire les conséquences de l'inflammation aiguë et subaiguë. La sclérose manque complétement et cela se comprend très-bien : elle est toujours le résultat d'une phlegmasie chronique. Or celle-ci, soit par suite du très-grand nombre d'anguillules qui se fixent à cause de la stagnation des matières, soit à cause de l'excitabilité spéciale de cette portion du tube digestif n'existe jamais. Toujours la réaction est aiguë ou au moins subaiguë : l'inflammation est aiguë au rectum, subaiguë au colon ; aussi au rectum on observe le phlegmon aigu, au colon la suppuration lente avec rénovation des parties détruites et la dégénérescence colloïde ; de même qu'à l'intestin grêle, les lésions vont en augmentant de gravité de la valvule iléo-cœcale à l'anus.

Les préparations sont ainsi classées :

Série 1. — Lésions de la partie supérieure du colon.

Série 2. — Lésions communes à toutes les parties du gros intestin.

Série 3. — Lésions au niveau d'un ulcère du rectum complétement cicatrisé.

La série 1 montre les lésions du colon à la partie supérieure. Les altérations qu'il présente sont des plus remarquables.

La muqueuse est peu ébréchée, intacte même dans beaucoup de points ; elle est constituée littéralement par des masses de pus concret qui occupent exclusivement les intervalles situés entre les glandes de Lieberkunn. Ces masses sont sillonnées entre chaque glande par des vaisseaux à parois très-nettes, droits ou un peu sinueux, qui partent de la couche profonde et vont perpendiculairement à la superficie où ils s'épanouissent en rameaux divergents. A la surface interne la muqueuse paraît être le siége d'une sorte de délitement moléculaire. Mais les altérations les plus remarquables se rencontrent dans les glandes de Lieberkunn.

La portion cellulaire de la glande a entièrement disparu pour faire place à des globes colloïdes qui, par leur confluence, sont arrivés à se comprimer entre eux et à prendre une forme polygonale. Sur les coupes longitudinales on voit comme un treillis, dont les mailles sont formées par les membranes de séparation des globes ; sur les coupes transversales on voit tout le pourtour de la cavité occupé par des globes serrés et déformés, et au centre un véritable canal assez large, qui n'est autre chose que le canal même de la glande.

La couche musculeuse de la muqueuse conserve son épaisseur, mais on n'y voit plus que des traînées granulo-graisseuses, vestiges des fibres lisses.

La couche sous-muqueuse est épaissie et constituée par des fibres contournées, épaisses, entrecroisées dans tous les sens.

Les couches musculaires sont méconnaissables ; toute leur

épaisseur est formée par une masse confuse dans laquelle on reconnaît à peine çà et là quelques fibres lisses complétement graisseuses.

La couche séreuse est peu épaissie ; elle est formée de faisceaux fibreux contournés, dirigés les uns en travers, les autres dans le sens de la longueur.

L'intestin est épaissi, il a perdu sa souplesse ; il est comme empâté et sans élasticité.

La série 2 montre des lésions communes aux trois portions de l'intestin : on y voit la muqueuse entièrement désorganisée ; toutes les glandes ont été éliminées et laissent leurs capsules vides ; à peine en voit-on quelques fragments informes. Il ne reste rien des cloisons interglandulaires ; on n'y voit pas trace de vaisseaux ; elle est réduite en somme à quelques débris informes formés de globules purulents, confluents dans certains points, épars dans d'autres. Ce sont les mêmes lésions que l'on a observées dans le duodénum, mais elles sont ici beaucoup plus avancées ; elles résultent de l'inflammation phlegmoneuse qui a eu lieu au début, qui a détruit tous les vaisseaux et a forcément condamné le tissu embryonnaire, ainsi privé de tout aliment, à la nécrobiose et à la fonte purulente.

Les autres couches présentent des altérations remarquables.

La couche sous-muqueuse est formée de fibres à contours arrondis, entrelacés ; on y voit des vaisseaux assez nombreux à parois embryonnaires.

La couche musculaire est très-réduite ; elle est formée de vaisseaux fibreux, droits, rigides, entre lesquels on distingue encore quelques fibres lisses qui ont pris la forme d'un fuseau, et sont complétement remplies de granulations graisseuses. La couche séreuse est très-épaissie et forme comme une membrane ; elle est constituée par des faisceaux fibreux qui présentent une disposition fort curieuse ; leurs fibres forment des zigzags très-réguliers, elles sont fines et très-régulièrement disposées ; on y voit des éléments cellulaires allongés en voie de transformation.

L'intestin est épaissi surtout aux dépens de la couche séreuse.

La série 3 montre les lésions du rectum au niveau d'un ulcère cicatrisé ; il n'y a plus de traces de la muqueuse, sauf dans certains points où on retrouve encore quelques débris confus du cul-de-sac des glandes. Dans presque toute l'étendue, la surface interne de l'intestin est lisse et formée par un tissu fibreux jeune, présentant beaucoup d'éléments cellulaires, qui a une épaisseur variable, mais qui ne dépasse pas 1/2 millimètre. Au-dessus de cette couche, on ne voit plus que des faisceaux fibreux isolés les uns des autres par des amas de grosses vésicules graisseuses ; il ne reste aucune trace des couches musculaires et séreuses ; elles sont complétement confondues et méconnaissables. Tous les éléments ont subi la dégénérescence graisseuse.

L'intestin est épaissi ; il est rigide et sans élasticité.

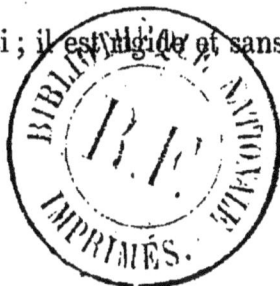

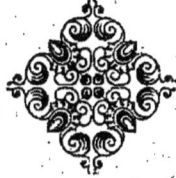

www.ingramcontent.com/pod-product-compliance
Lightning Source LLC
Chambersburg PA
CBHW070231200326
41520CB00018B/5803